Yoga para una mejor salud visual

Mejore su vista con la práctica de yoga

Por

ASHIA Gill

Tabla de contenido

Resumen

El cansancio ocular afecta no sólo a los ojos, sino también al cuello y la nuca. Mi cuerpo y mis ojos han estado estresados durante mucho tiempo porque no sé cómo descansarlos adecuadamente. Debes dejar que tu cuerpo y tus ojos se relajen, darte tiempo para confundirte y darte tiempo para moverte. Los problemas oculares suelen ser causados por cosas que las personas hacen todos los días.

¿Qué es el yoga ocular?

Debido a que las personas pasan tanto tiempo frente a las pantallas de teléfonos, televisores, tabletas y computadoras, sus ojos sufren mucho estrés todos los días. Esto hace que los cristalinos, los músculos y los receptores oculares trabajen más de lo debido, lo que los cansa y puede provocar problemas más o menos importantes. Para intentar deshacerse de ellos, el Eye Yoga podría resultar útil. Es una forma de relajarse que utiliza movimientos específicos para fortalecer los músculos, brindarte un alivio instantáneo y brindarte otros beneficios.

También se puede realizar gimnasia facial para mantener sanos los ojos y la zona que los rodea y evitar las patas de gallo.

Como funciona

Dependiendo del ejercicio, el método suele
consistir en mirar algo de cerca o de lejos durante
unos segundos y luego mover los ojos de cierta
manera hacia la izquierda, derecha, arriba o abajo.

¿Cuál es la conexión mente-cuerpo?

La relación mente-cuerpo es el vínculo entre cómo
piensa, siente y actúa una persona y qué tan
saludable está su cuerpo.

Los científicos saben desde hace mucho tiempo
que nuestros sentimientos pueden cambiar el
funcionamiento de nuestro cuerpo, pero recién
ahora estamos comenzando a aprender cómo las
emociones afectan nuestra salud y cuánto tiempo
vivimos.

La medicina holística es un tipo de atención
médica que intenta ayudar a la persona en su
totalidad, no solo a sus síntomas. Una parte
importante de la medicina holística es la conexión
mente-cuerpo. Ahora más que nunca, los médicos
saben lo importante que es tratar a la persona en

su totalidad, incluyendo su mente, cuerpo y espíritu.

Cómo el yoga y la meditación son buenos para el cuerpo y el cerebro

Cómo el yoga y la meditación son buenos para el cuerpo y el cerebro

Mente, cuerpo y espíritu están todos conectados, y el yoga y la meditación nos ayudan a aprender más sobre esto. Los estudios han demostrado que el nervio vago participa en la reacción de relajación, que también se denomina sistema de "descanso y digestión". Por lo tanto, el yoga saca al sistema nervioso de la respuesta de "luchar, huir o congelarse" relacionada con el estrés y lo lleva a la respuesta de "descansar y digerir", lo que mejora la salud mental.

Además, el yoga aumenta la cantidad de GABA en el cerebro, que es una sustancia química que ayuda a calmar la mente. En un estudio de 12 semanas, las personas caminaron durante una hora tres veces por semana o hicieron yoga. Los niveles de GABA del grupo de yoga aumentaron más, su estado de ánimo mejoró más y los efectos físicos de la ansiedad disminuyeron más.

El vínculo entre los ojos y el cerebro

La conexión entre los ojos y la mente es real, aunque parezca una fantasía. Aproximadamente el 40% del cerebro se utiliza para la visión, por eso cerramos los ojos para relajarnos y conciliar el sueño. Y cuatro de nuestros 12 nervios craneales sirven únicamente para ver, mientras que otros dos también están vinculados a la vista. Compare esto con los sistemas del corazón y del estómago, que están controlados por un solo nervio craneal.

Aunque el objetivo principal de las asanas oculares puede ser ganar claridad, mejorar la visión también es un beneficio importante. Sorprendentemente, no parece ser el estiramiento y la tensión de los músculos lo que más ayuda. Relajarse parece ser lo más importante para tener unos ojos sanos. En un ensayo, cuando las personas se pusieron el relajante muscular curare en los ojos, su visión mejoró mucho.

Presuntos beneficios

lo que dice la ciencia

Aunque no hay pruebas científicas de que los movimientos del Eye Yoga realmente puedan corregir el astigmatismo, la miopía o la hipermetropía, fortalecer los músculos de la estructura del ojo puede ayudar a las personas que tienen problemas para ver.

Sin embargo, algunos estudios dicen que pueden ayudar a reducir la presión ocular, lo que podría retardar el desarrollo del glaucoma. Además, ayudaría a que el ojo se fortaleciera después de la cirugía de cataratas.

Por eso, si usas lentillas, siempre debes quitártelas por la noche.

Aliviar el estrés

Sin embargo, los movimientos de concentración y entrenamiento muscular son útiles para dos propósitos. En primer lugar, te hacen sentir tranquilo y relajado, lo que puede ayudar a aliviar el estrés y tratar dolores de cabeza, presión arterial alta y ansiedad.

En segundo lugar, hacer Eye Yoga puede ayudar al cerebro a comprender mejor lo que le dicen los ojos. Esto no significa que su vista realmente mejore, pero es posible que pueda prestar más atención a lo que ve y sienta que puede ver mejor gracias a ello.

Esta puede ser la razón por la que un estudio científico no pudo encontrar una manera de medir científicamente cuánto mejoró la visión de las personas después de hacer Eye Yoga, pero las personas que lo hicieron aún se sintieron mejor.

Combate la fatiga ocular

El yoga para los ojos también puede ayudar a evitar y tratar la fatiga visual. Un estudio de 60 estudiantes muestra que esto es cierto. Después de 8 semanas de práctica, estaban menos cansados y no les dolían tanto los ojos.

El estrés está relacionado con la fatiga visual, por lo que este beneficio se puede medir mejorando los músculos y reduciendo el estrés, lo que le ayuda a mantenerse concentrado.

Los beneficios del yoga para la vista

Yoga ocular, estos son los principales beneficios:

- reduce la presión ocular;
- ayuda a fortalecer la fuerza de los ojos;
- mejora la capacidad de concentración;
- relaja los ojos y en consecuencia se reduce significativamente la sensación de fatiga;
- ayuda a prestar más atención a lo que ves, y por tanto tienes la sensación de ver de forma más clara y centrada.

Ejercicios de yoga para los ojos.

Aquí llegamos al punto central de nuestro artículo, con nada menos que seis ejercicios de yoga para la vista.

Trataka

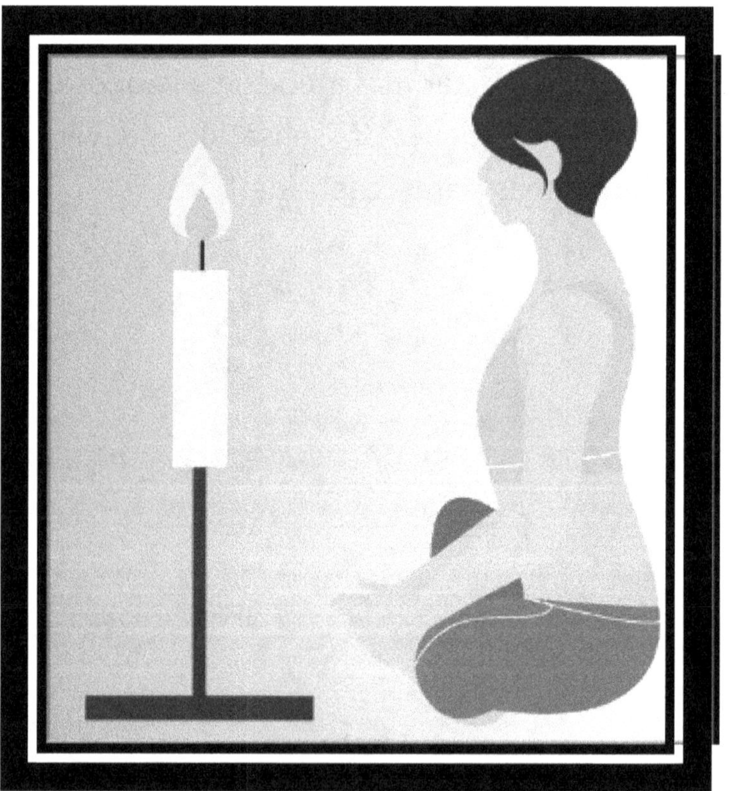

Colócate frente a una vela encendida con la espalda recta y la luz justo frente a tus ojos.

Mira el centro de la luz y no puede parpadear ni una vez. Incluso las primeras veces no es fácil, pero inténtalo.

Incluso si te lloran los ojos, continúa durante cinco minutos. Esta es una señal de que se están limpiando los conductos lagrimales.

Al final del tiempo, cierra los ojos y vuelve a abrirlos varias veces, luego cierra los ojos y respira profundamente unas cuantas veces.

Enfocar

- Sentado, con la espalda recta, mirando la punta del dedo índice, lleve el dedo entre las cejas.
- Mantenga la posición y mire durante 3-4 respiraciones.
- Sin dejar de mirar tu dedo índice, llévalo hacia adelante con el brazo completamente extendido.
- Después de algunas respiraciones, vuelva a colocar el dedo entre las cejas.
- Después de la secuencia, repítela comenzando y regresando a la punta de la nariz.

Concéntrate en la marcha

- Siéntate derecho, mira al frente.
- Extiende tu brazo izquierdo lo más que puedas, con el pulgar apuntando hacia arriba.
- Concéntrate en el pulgar.
- Mueve lentamente el brazo primero hacia la derecha, lo más que puedas, y luego hacia la izquierda, siguiendo siempre el

pulgar con la vista. Asegúrate de no mover
el cuello.

- Repita varias veces.

Rotación de ojos

- La posición inicial de este ejercicio de yoga
para ojos es siempre la misma: sentado con
la espalda recta.
- Mira al techo, intentando mantenerte lo
más concentrado posible.
- Luego, ponga los ojos en blanco hacia la
derecha, luego hacia arriba y luego hacia la
izquierda.
- Vuelve tu mirada al techo.
- Volvamos a mirar hacia adelante.
- Repita la rotación en esta dirección varias
veces y luego mueva los ojos en sentido
antihorario siguiendo el mismo principio.

Descentralización

- Extiende ambos brazos hacia adelante, con
los pulgares levantados.

- Fijando el centro de los dos pulgares, abre los brazos hacia los lados, muy, muy lentamente. Asegúrate de que tu cabeza no se mueva.
- Mantén la posición durante 6-7 respiraciones, luego regresa a la posición inicial, siguiendo siempre el movimiento con la vista.

mirada vertical

- Extiende tu brazo derecho hacia adelante, apuntando con tu dedo índice hacia la izquierda.
- Con la mirada fija en el centro del dedo, levanta el brazo. También es importante en este caso no mover la cabeza.
- Sigue levantándolo hasta que desaparezca de la vista.
- Mantenga la posición durante 3 o 4 respiraciones y luego baje el dedo hasta el nivel de los ojos.
- Repite todo, moviendo el dedo hacia abajo.

Los ojos están cansados independientemente de la edad.

Los problemas oculares han cambiado mucho en los últimos años. En el pasado, muchas personas intentaban encontrar una solución para la miopía, pero ahora la mayoría sufre fatiga visual.

Debe haber muchas personas que necesitan gotas para los ojos porque tienen los ojos cansados o dolor detrás de los ojos.

El cansancio ocular afecta no sólo a los ojos, sino también al cuello y la nuca. Todo el mundo tiene dolor en los ojos, sin importar la edad que tenga.

Lo principal que causa fatiga visual es mirar fijamente una computadora o un teléfono inteligente durante mucho tiempo. En pocas palabras, algunos de los músculos y nervios de los ojos se están utilizando demasiado. Cuando miras alrededor del tren, puedes ver que todos están mirando sus teléfonos. Nadie mira el paisaje fuera de la ventana ni cómo las nubes cambian de forma.

Incluso cuando estamos cerca de algo, rara vez lo vemos desde muy lejos. Las personas mayores de 40 años ahora pueden tener una condición llamada "presbicia de teléfono inteligente", que significa que pueden ver de cerca pero no de lejos.

Además, no sé cómo descansar mi cuerpo adecuadamente, por eso mi cuerpo y mis ojos están siempre tensos. Debes dejar que tu cuerpo y tus ojos se relajen, darte tiempo para confundirte y darte tiempo para moverte. Los problemas oculares suelen ser causados por cosas que las personas hacen todos los días. Con esto en mente, se me ocurrió el "yoga ocular" para ayudar a personas con problemas como astenopía, ojos secos, miopía, hipermetropía y presbicia.

El "yoga ocular" también está ganando popularidad en las escuelas de arte y en los talleres de empresas.

En la escuela de cultura, colocamos un cuadro de pruebas de la vista en el aula y pedimos a los estudiantes que revisen su vista antes y después del yoga ocular. Luego, la mayoría de las personas que comenzaron con 0,1 llegan a 0,3 y la mayoría de las personas que comenzaron con 0,3 llegan a 0,5.

Antes de hacer yoga ocular, podía ver dos o tres cosas más arriba de lo que puedo ver ahora. Además, a menudo escucho que incluso en las

clases de yoga ocular, las señales que no se
podían ver en el camino a clase se podían ver en
el camino a casa.

El yoga ocular calma los músculos y nervios tensos
alrededor de los ojos. Esto ayuda a mover la
sangre y la energía que se han atascado. Como
resultado, se alivia la fatiga ocular y el campo de
visión se vuelve más brillante y claro.

Las imágenes son importantes en el yoga.

En primer lugar, el yoga es una forma de pensar y moverse que te ayuda a aprovechar al máximo tu cuerpo y tu vida. El yoga ocular consiste en aprovechar al máximo lo que tus ojos pueden hacer.

Debido a la mala forma en que usamos nuestros cuerpos y ojos, no podemos mostrar nuestras habilidades originales. El "yoga ocular" resalta nuestras habilidades originales y nos hace más fuertes.

El yoga ocular es más que simples movimientos para los ojos y el cuerpo. Integrar el cuerpo, el corazón y la mente es muy importante.

Al combinar las "Tres C" (cuerpo, respiración y mente) y utilizar el poder de la respiración y la mente juntos mientras mueve el cuerpo, podrá utilizar su cuerpo, su flexibilidad y su agilidad más rápido que nunca. Se vuelve normal.

El "Método de iluminación de ojos" descrito aquí envía "qi" fresco de las manos a los ojos, calienta el área alrededor de los ojos, mejora el flujo sanguíneo, elimina el cansancio y la fatiga rápidamente y es la técnica de respiración del yoga para la limpieza. Es la forma en que se utiliza la ley en el ojo.

Qi es la fuerza vital de una persona. Si la energía vital de una persona está en mal estado, está "enferma", y si está en buen estado, es "genki".

Mejoremos este qi usando el poder de nuestra mente y nuestra respiración. Coloque la mitad de la palma sobre los ojos y respire lentamente mientras imagina energía limpia saliendo de la palma.

Luego, exhale lentamente mientras imagina sus ojos cansados saliendo de su boca. El flujo de sangre alrededor de los ojos mejorará a medida que inhale y exhale.

Además, ayuda a relajar el cuerpo y a decirse a sí mismo con cada respiración que el estrés es cada vez menor. Si lo haces despacio y con cuidado, deberías poder evitar que tus ojos se cansen y ver mejor. Para mover tu mente, es importante imaginar lo que quieres. Al hacer esto, los movimientos del cuerpo, la respiración y la mente estarán sincronizados, lo que aumentará los beneficios del yoga.

Cómo hacer yoga ocular

El "método de iluminación de los ojos" funciona incluso si lo haces sentado en una silla, pero puedes relajar el cuerpo y la mente haciéndolo acostado boca arriba en una "postura de relajación" que calma todo el cuerpo. Creo que es bueno porque me ayuda a dormir mejor.

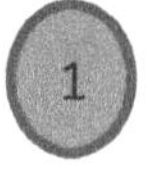 Frote las palmas de las manos para calentarlas. Haz que tus palmas parezcan un cuenco.

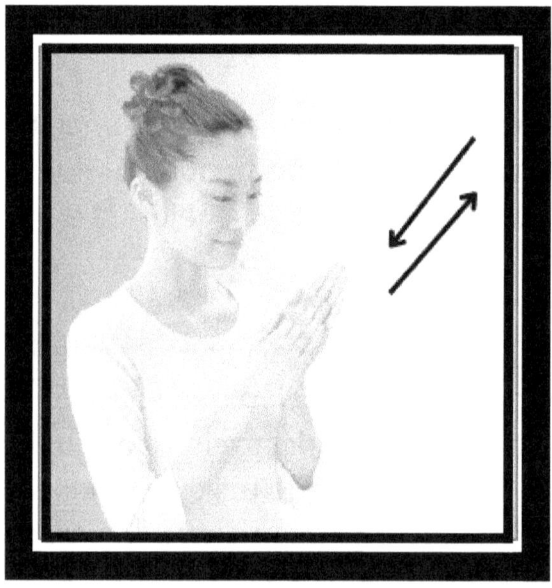

2 Utilice ambas manos para cubrir ambos ojos. En este punto, el centro de la palma debe estar justo encima de los ojos.

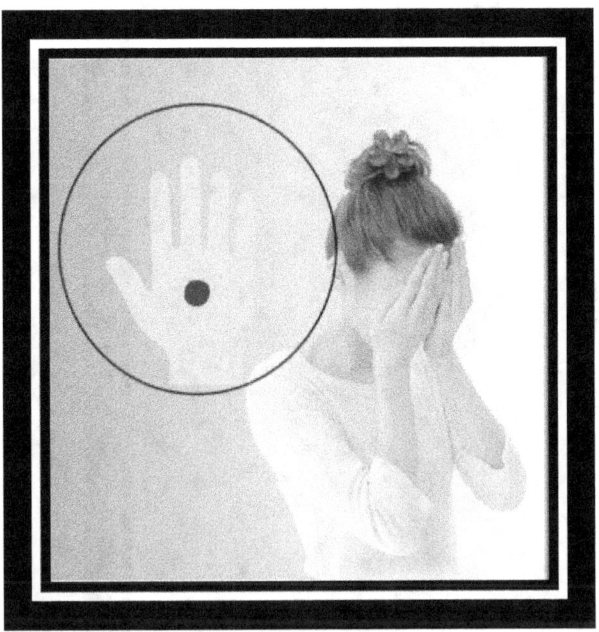

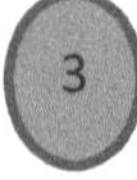 Imagina que estás absorbiendo qi mientras inhalas lentamente desde la palma de tu mano hasta tus ojos.

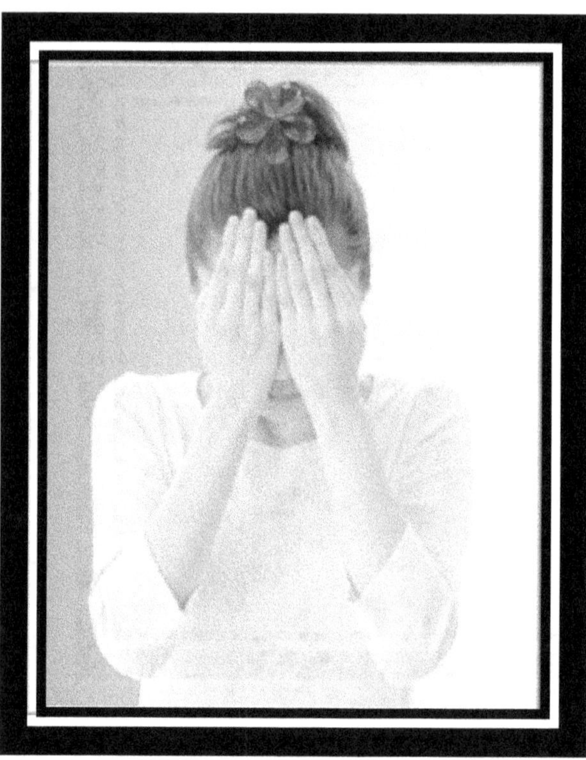

4 Deje salir lentamente el aire por la boca, como si dejara salir los ojos cansados.

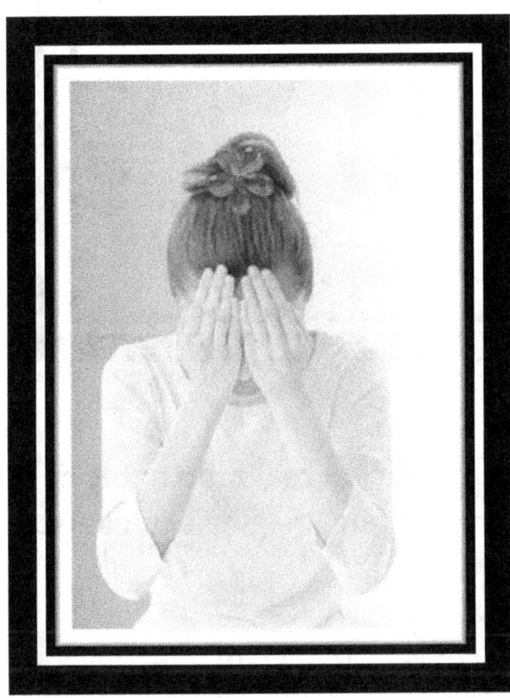

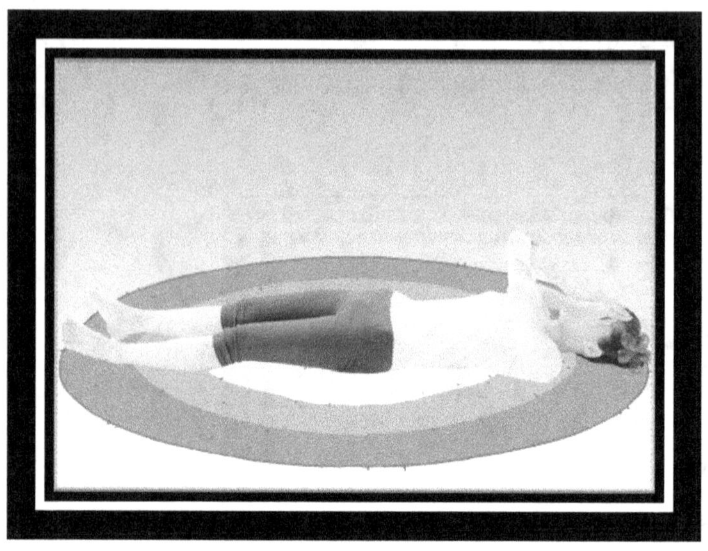

En el método de iluminación realizado antes de acostarse, la habitación que imagina el universo es

Se realiza acostado boca arriba en una habitación oscura. Piensa en lo que hay al otro lado de la noche. Si lo haces lentamente mientras respiras, te sentirás más relajado y tus ojos se sentirán diferentes cuando te despiertes al día siguiente.

Los seis puntos de estimulación ocular en el yoga ocular

La siguiente forma, llamada "estimulación de los ojos de seis puntos", puede ayudar tanto a los problemas oculares como a las distorsiones corporales.

De hecho, diferentes partes del cuerpo están vinculadas y relacionadas con el área alrededor de los ojos. Los cambios y problemas que ocurren en los ojos también son señales de que el cuerpo está fuera de forma.
Los seis puntos de estimulación ocular en el yoga ocular

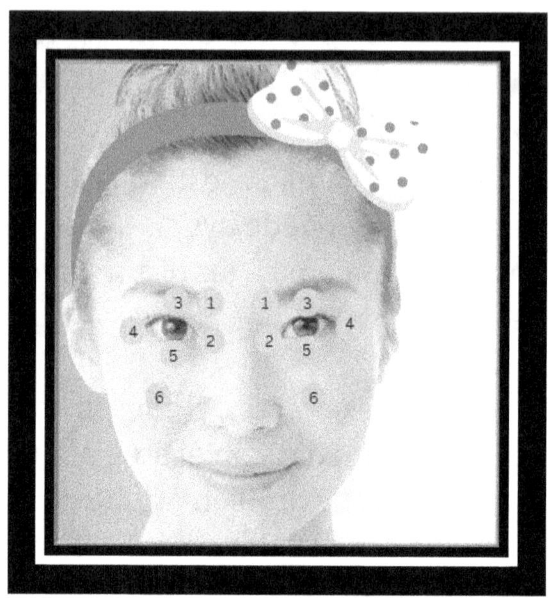

- Nº 1 Punto (entre las cejas) Alivia la fatiga ocular provocada por la tensión nerviosa
- No 2 puntos (ojo interno) Elimina la fatiga ocular causada por la fatiga de manos y brazos.
- No 3 puntos (sobre la cuenca del ojo) Alivia la fatiga ocular causada por la fatiga cerebral
- No 4 Point (esquina del ojo) Alivia la fatiga ocular causada por la fatiga de las piernas.
- No 5 puntos (debajo del pómulo) regulan la presión intraocular
- No 6 puntos (órbita inferior) Elimina la fatiga ocular causada por la fatiga hepática y gastrointestinal.

Cuando nos esforzamos mucho en mirar algo, nuestras cejas tienden a tensarse y formar líneas verticales.

Sostenga las cejas entre el pulgar y los dedos, inhale y luego exhale mientras se frota. Cuando exhalas, deberías imaginarte que la mala energía sale de tu boca. También voy a tener rigidez en el cuello.

El segundo punto,Las manos y los brazos están conectados con la zona interna del ojo. Cuando usa demasiado las manos y los brazos para trabajar con la computadora o realizar tareas domésticas, sus ojos se cansan.
Cuando trabaja con la computadora o realiza tareas domésticas, sus ojos se cansan.

Hay una prueba fácil que lo demuestra. Levante ambos brazos hacia arriba frente al espejo y compare las longitudes de las manos izquierda y derecha. Cuando vuelvas a levantar los brazos verás que tu mano derecha sube suavemente y tu brazo se alarga.

El tercer punto Es eficaz para la fatiga ocular causada por la fatiga cerebral. Al principio, el ojo y el cerebro estaban unidos por el nervio óptico y tenían una fuerte conexión. Coloque su pulgar en la parte superior del borde del hueso alrededor de su ojo. Mientras exhala, empuje hacia arriba desde abajo hacia arriba para aliviar la fatiga cerebral y corregir el desequilibrio entre el cerebro izquierdo y derecho.

Cambie la ubicación de su pulgar poco a poco hacia la izquierda y hacia la derecha a medida que aplica presión. Preste atención a las áreas que parecen estar funcionando. Debería poder notar que su campo de visión es más amplio y brillante.

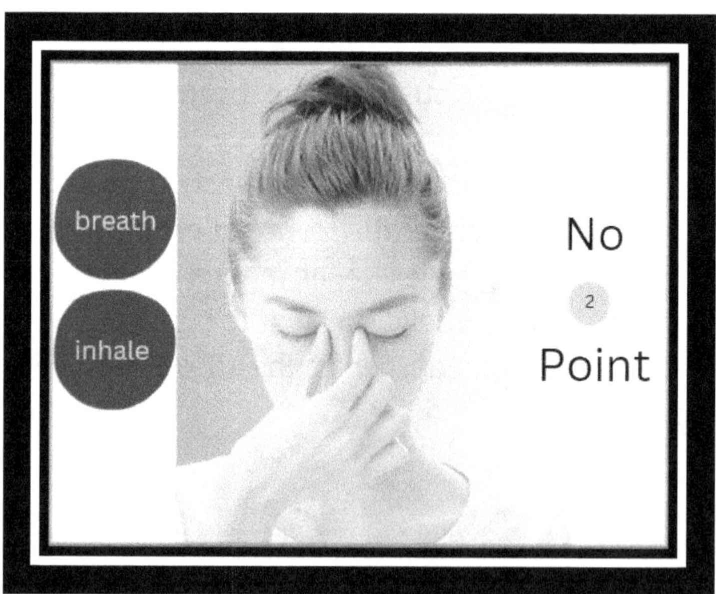

El cuarto punto, la esquina exterior del ojo, está estrechamente relacionada con las piernas. Si el flujo de sangre a sus piernas no es bueno o si sus piernas izquierda y derecha no están equilibradas, sus ojos se cansarán.

Presione la parte exterior del hueso en la esquina del ojo mientras exhala. Esto no sólo ayuda a que sus ojos y piernas se sientan mejor, sino que también soluciona cualquier problema con las piernas izquierda y derecha.

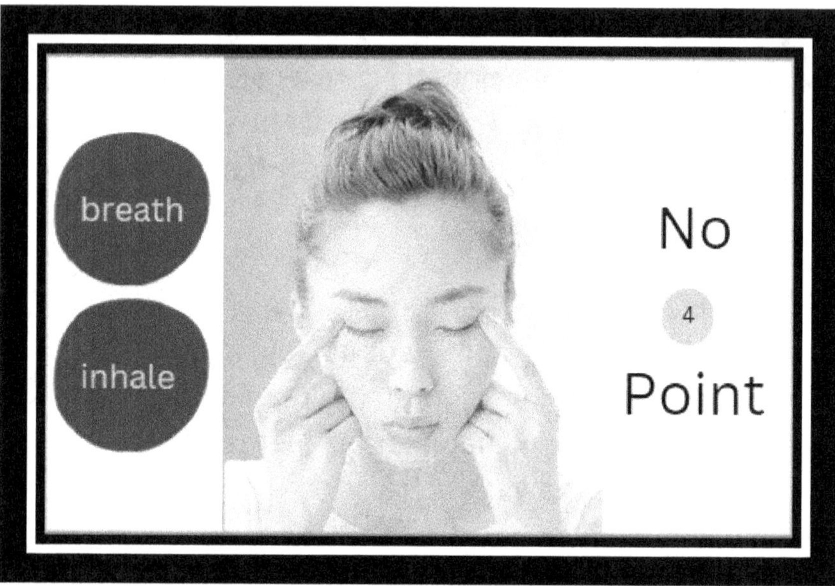

El quinto punto,debajo de la órbita, es cuando el hígado y el estómago están cansados, el cansancio se acumula debajo de los ojos y es probable que se produzcan flacidez y ojeras.

Coloque su dedo índice debajo del borde del hueso del ojo y presione hacia abajo mientras exhala. También se trabaja para equilibrar los órganos internos como el hígado y el estómago.

Antes y después del shiatsu, intente presionar alrededor de la parte inferior de las costillas y compruebe si hay cambios en la dureza y el dolor.

Si estimulas más el lado que siente durezas y
dolor, será más efectivo.

El sexto punto,debajo del pómulo, se recomienda
para personas con presión intraocular elevada y
congestión ocular.

Cuando la presión ocular aumenta, el nervio
óptico se daña y aplasta. Esto hace que sea más
fácil contraer glaucoma, una enfermedad que
daña el nervio óptico y dificulta la visión. Para
evitar el glaucoma, empuje hacia arriba desde la
parte inferior del pómulo con el dedo medio.

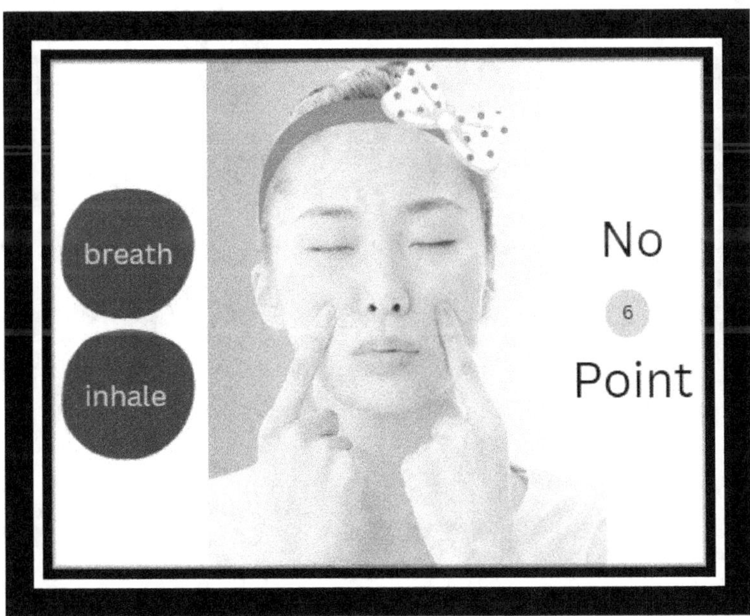

"Estimulación de seis puntos"no es sólo emocionante; También es importante asegurarse de que su respiración y su mente (imagen) estén sincronizadas. Piense en la "mala energía" que sale de su boca mientras exhala para darse un impulso. En sólo 2 o 3 minutos, deberías sentir que tus ojos ya no están cansados.

**¡Elimina la falta de ejercicio ocular!
¡Flexibilidad corporal mejorada!**

En esta parte, hablaremos de ejercicios para los ojos y los brazos que puedes hacer fácilmente en el escritorio de tu oficina.

Si usa una computadora o un teléfono inteligente durante mucho tiempo y mira fijamente la misma pantalla, los movimientos de sus ojos se ralentizarán y los músculos de sus ojos no trabajarán lo suficiente.

Así como los músculos de tus brazos se ponen rígidos si no los mueves, los músculos de tus ojos se ponen rígidos si miras fijamente la pantalla del teléfono o de la computadora durante demasiado tiempo. Los músculos oculares que se han usado demasiado y se vuelven duros tienen un flujo sanguíneo deficiente y almacenan sustancias que lo cansan. Por eso, es importante mover los globos oculares junto con el resto del cuerpo al estirar. Esto ayudará a relajar los músculos de los ojos y a llevar más sangre a los ojos.

Si mejora el flujo sanguíneo alrededor de los ojos, los productos de desecho y las sustancias que lo cansan se eliminarán, los músculos de los ojos se volverán más flexibles y se recuperarán las capacidades naturales de los ojos. Al combinar los movimientos del brazo y el ojo, el "estiramiento del brazo y el ejercicio ocular" puede mover mucho el ojo y relajar los músculos oculares tensos.

Además, mover mucho ambos brazos alivia la rigidez en el cuello, los hombros y la espalda, mejora el flujo sanguíneo y elimina el cansancio.

Especialmente con los ojos, es una buena idea moverlos tan grandes que parezca demasiado. Además de mover los brazos, intente mover los ojos tanto como sea posible hacia arriba y hacia abajo.

Cómo utilizar el yoga ocular para hacer "estiramientos de brazos y ejercicios oculares".

Junta las manos frente a tu pecho (gassho) y endereza la espalda. Levante las manos para relajar la tensión en los hombros y la espalda.

1 Estire la espalda, junte las palmas y ajuste la respiración.

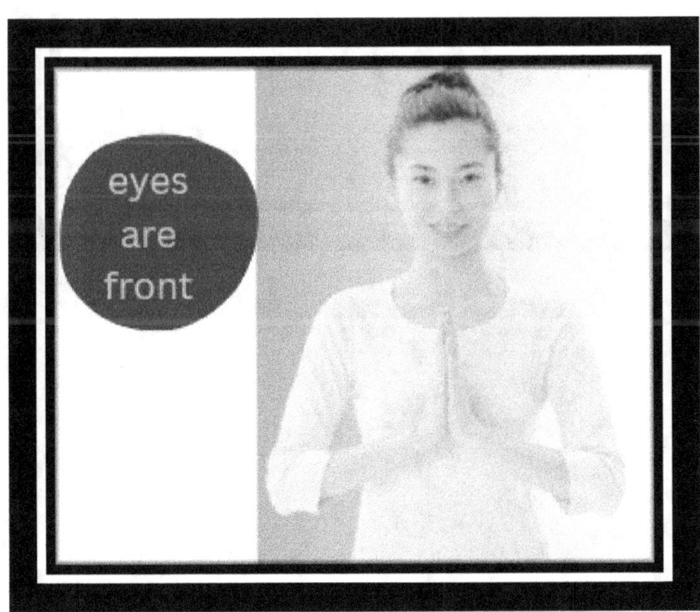

Mientras inhala, estire las palmas de las manos juntas muy por encima de su cabeza. Extienda lo más alto posible. En este momento, mire hacia arriba mientras sigue las yemas de los dedos con los ojos. No muevas la cara, solo mueve los ojos.

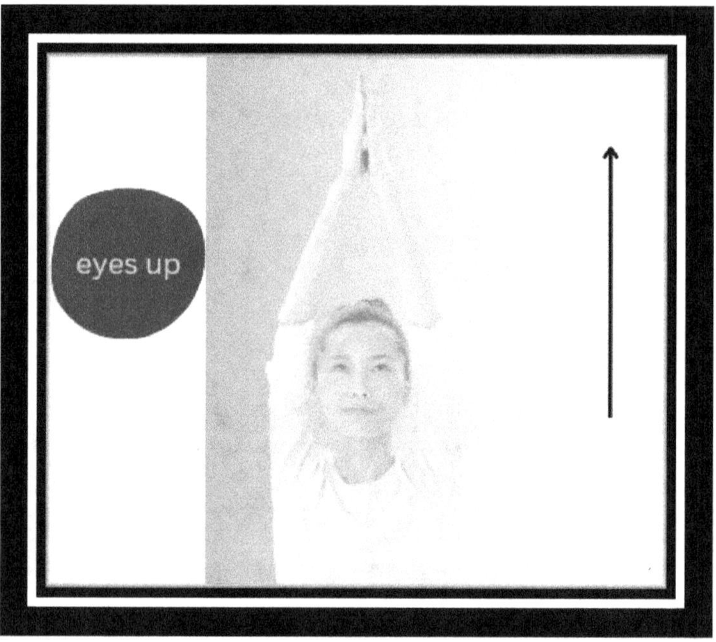

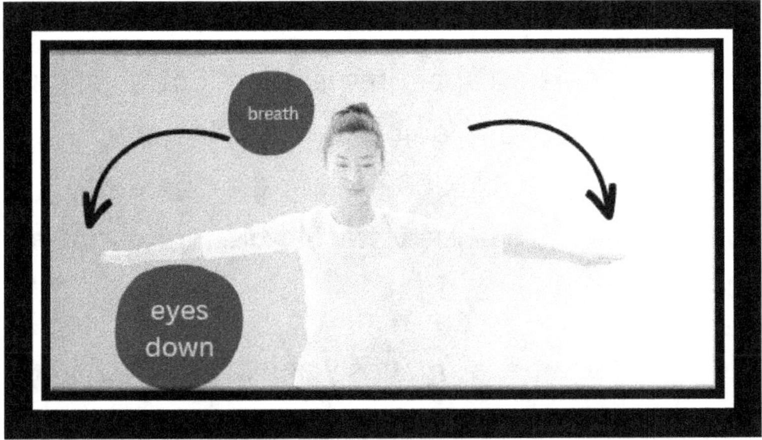

Una vez que tus brazos estén completamente estirados, deja escapar un suspiro mientras bajas las palmas hacia la izquierda y hacia la derecha, con las manos hacia afuera. En este momento, también debes bajar la vista. Simplemente mueve tus ojos, no tu cara. Si puedes hacerlo tres veces, intenta mover los ojos de otra manera cuando bajes la mano. Para el primer ojo, muévase verticalmente de arriba a abajo. Para el segundo ojo, mira tu mano derecha y baja en el sentido de las agujas del reloj. Para el tercer ojo, mira tu mano izquierda y baja en sentido antihorario.

Una vez que tus brazos estén completamente estirados, deja escapar un suspiro mientras bajas las palmas hacia la izquierda y hacia la derecha, con las manos hacia afuera. En este momento, también debes bajar la vista. Simplemente mueve tus ojos, no tu cara.

4 Finalmente junta las manos y ajusta tu respiración.

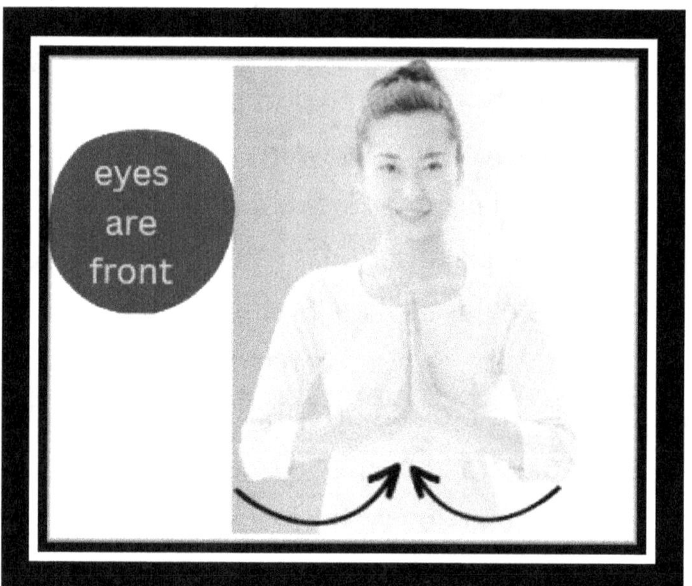

Si usa demasiado los ojos mientras trabaja en su teléfono o computadora, su respiración se acortará, lo que también es un problema. Esto se debe a que el oxígeno es importante para que el nervio visual funcione bien.

Así que practica la respiración purificadora de yoga y cambia de la respiración superficial a la profunda para que el aire llegue a tus ojos.

El método del yoga para purificar el aliento es inhalar lentamente por la nariz, imaginando que estás recibiendo mucha energía fresca, y exhalar lentamente por la boca, imaginando que te estás deshaciendo de toda la mala energía y los productos de desecho. Al respirar profundamente una y otra vez, su mente y su cuerpo comenzarán a sentirse más tranquilos.

Como se dijo en otro apartado, es importante que el cuerpo y la mente se muevan al mismo tiempo (imagen).

Cuando respires por la nariz, estira los brazos y piensa que estás absorbiendo mucha energía nueva.

Cuando exhale por la boca, baje los brazos e imagine la mala energía y los productos de desecho saliendo de su cuerpo. Si continúas haciendo esto, todo tu cuerpo, tu respiración y tu mente se moverán como uno solo, y el efecto del yoga ocular será aún más fuerte.

Las técnicas de yoga terapéutico incluyen ejercicios como

1. palmear
2. Parpadeo
3. Ojos moviéndose de lado a lado en enfoque simultáneo
4. Ojos volteados hacia los lados y hacia adelante al mismo tiempo.
5. Visualización rotacional
6. Ver hacia arriba y hacia abajo simultáneamente
7. Mirada preliminar de la punta de la nariz
8. Visualización cercana y lejana

1. palmear

- Cierra los ojos, quédate quieto y respira profundamente para relajarte por completo.
- Frote las palmas con fuerza hasta que se calienten y luego colóquelas suavemente sobre los párpados.
- Siente el calor de tus manos moverse hacia tus ojos y relajar los músculos de tus ojos. Tus ojos están bañados en oscuridad, lo cual se siente bien.
- Permanece en esta posición hasta que los ojos hayan absorbido completamente el calor de tus manos.
- Asegúrese de que sus ojos estén cerrados y sus manos no estén en su cara. Frótate las manos nuevamente y hazlo al menos tres veces más.

2. Parpadeo

- Relájate y mantén los ojos abiertos.
- Parpadea rápidamente unas 10 veces.
- Cierra los ojos y tómate 20 segundos para calmarte. Concéntrate lentamente en cómo respiras.
- Aproximadamente 5 veces, haz este ejercicio.

3. Ojos moviéndose de lado a lado en enfoque simultáneo

- Siéntate con las piernas estiradas frente a ti.
- Ahora, levanta los brazos manteniendo los puños cerrados y apuntando las manos hacia arriba.
- Mire algo directamente frente a usted a la altura de los ojos.
- Mantén la cabeza en esta posición y mira los siguientes uno tras otro moviendo los ojos.
- El área entre los ojos.
- Pulgar derecho
- El área entre los ojos.
- dedo derecho
- El área entre los ojos.
- Pulgar derecho
- De diez a veinte veces, haz esta práctica.
- Cierra los ojos y tómate un descanso cuando hayas terminado con este ejercicio.
- Cuando hagas la práctica anterior, presta atención a cómo respiras.
- Inhala mientras estás en la posición media.
- Mire hacia un lado mientras deja escapar el aliento.
- Respira y regresa al medio.

4. Ojos volteados hacia los lados y hacia adelante al mismo tiempo.

- Estire las piernas y siéntese.
- Luego, coloque la mano izquierda (cerrada) sobre la rodilla izquierda con el pulgar hacia arriba.
- Mire algo directamente frente a usted y al nivel de los ojos.
- Que la cabeza permanezca en esta posición.
- Mientras exhalas, mantén la vista en el pulgar izquierdo.
- Mientras respiras profundamente, mira algo que está justo frente a ti.
- Haz lo mismo nuevamente con el pulgar derecho.
- Luego cierra los ojos y tómate un descanso.

5. Visualización rotacional

- Manteniendo las piernas estiradas frente a ti, siéntate.
- Coloque la mano izquierda sobre la rodilla del lado izquierdo.
- Sostenga su mano derecha por encima de su rodilla derecha con el pulgar hacia arriba. No dobles el brazo.
- Ahora, mantén la cabeza quieta y mira tu pulgar.
- Mantén el brazo recto y haz un círculo con el pulgar.
- Haga este ejercicio cinco veces en sentido horario y antihorario.
- Repite el proceso con tu pulgar izquierdo.

- Cierra los ojos, descansa y suelta todo.
- Durante este ejercicio, debes respirar de la siguiente manera:
- Mientras haces el arco superior del círculo, inhala.

- Cuando termines el círculo inferior, deja escapar el aliento.

6. Ver hacia arriba y hacia abajo simultáneamente

- Manteniendo las piernas estiradas frente a ti, siéntate.
- Coloque ambas manos sobre las rodillas con los pulgares apuntando hacia arriba.
- Levante lentamente el pulgar derecho mientras mantiene los brazos rectos. Siga el pulgar a medida que sube con los ojos.
- Cuando el pulgar esté lo más alto posible, bájelo lentamente hasta la posición inicial mientras mantiene la vista fija en el pulgar y la cabeza quieta.
- Haz lo mismo nuevamente con el pulgar izquierdo.
- Esto se debe hacer cinco veces con cada pulgar.
- La cabeza y el cuello deben permanecer rectos todo el tiempo.

- Cierra los ojos y tómatelo con calma.

- Cuando hagas la práctica anterior, presta atención a cómo respiras.

- Inhala mientras levantas los ojos.

- Exhala mientras cierras los ojos.

7. **Mirada preliminar de la punta de la nariz**

- Siéntate con las piernas cruzadas.
- Estire el brazo derecho frente a la nariz.
- Con la mano derecha, cierre el puño y mantenga el pulgar apuntando hacia arriba.
- Enfoca ambos ojos en la punta del pulgar.
- Ahora, doble el brazo y lleve lentamente el pulgar hasta la punta de la nariz mientras mantiene los ojos en la punta del pulgar.
- Permanece en esta postura por un rato, sosteniendo el pulgar en la punta de la nariz y enfocando los ojos allí.

- Manteniendo la vista en la punta del pulgar, estire lentamente el brazo.

- La primera ronda ha terminado.
  - Haz al menos cinco rondas como esta.

  - Cuando hagas la práctica anterior, presta atención a cómo respiras.

  - Inhale mientras lleva el pulgar hacia la punta de la nariz.
  - Sostenga el pulgar en la punta de la nariz y quédese adentro.

- Mientras el brazo se estira, deja escapar el aliento.

8. Visualización cercana y lejana

- Párate o siéntate junto a una ventana que te permita ver el cielo con claridad. Mantén tus brazos a tu lado.
- Durante 5 a 10 segundos, mira la punta de la nariz.
- Haga esto entre diez y veinte veces.
- Cierra los ojos y tómate un descanso.
- Observe la siguiente forma de respirar.
- Cuando mires de cerca, respira.
- Cuando mires a lo lejos, deja escapar un suspiro.

A continuación te presentamos una serie de remedios para ayudar a que los ojos no se cansen ni duelan.

- La vitamina A y la luteína son buenas para los ojos y les ayudan a sentirse mejor. Aquí hay una lista de cosas que los tienen:

- La vitamina A y la luteína se pueden encontrar en las zanahorias, las espinacas y la col rizada.

- la luteína se encuentra en los calabacines, las acelgas y las coles de Bruselas;

- La vitamina A proviene de las batatas y la mantequilla; Cuidado con la mantequilla, es buena para la vista pero mala para la salud.

- hígado (que tiene un alto contenido de vitamina A), como el aceite de hígado de bacalao;

Remedios herbales para mejorar la vista.

Estas son algunas de las hierbas beneficiosas para la salud ocular:

- La manzanilla es descongestionante e hidratante. Los arándanos mejoran la visión y se utilizan para tratar problemas oculares y cataratas.
- La malva es calmante e hidratante y ayuda a mantener los ojos húmedos. Es ideal para personas sensibles a la luz y para personas que habitualmente usan lentes de contacto.
- Ginkgo Biloba es un antioxidante que mejora el flujo sanguíneo y se utiliza para tratar el glaucoma y la degeneración visual.
- La caléndula es una planta antiinflamatoria que a menudo se usa en gotas para los ojos para que se sientan mejor.

Otros remedios naturales para mejorar la vista

Además de lo escrito, también recordamos otras buenas prácticas que pueden aliviar la fatiga ocular:

- vierte agua fría en tus ojos abiertos;
- Palming, que es cuando se frotan las manos para calentarlas y se las coloca sobre los ojos sin tocarlas durante unas diez respiraciones;
- Si pasas mucho tiempo delante de una pantalla, es bueno que desvíes la mirada de vez en cuando.

- Piensa en estos entrenamientos como una oportunidad para tomarte un descanso y hacer algo por ti mismo. Encuentra un lugar para sentarte donde puedas estar relajado y mantener la espalda recta.
- Como ocurre con el yoga, el premio viene de la constancia. Si pudiera dedicar unos minutos cada día, los beneficios serían evidentes de inmediato.
- Importante: No puedes hacer movimientos oculares de yoga si usas anteojos o lentes de contacto.

Consejos para unos ojos sanos

1.Reduzca el tiempo que pasa frente a pantallas (computadoras, teléfonos inteligentes y televisores) porque pueden causar fatiga visual y disminuir su visión. Si no puede reducir el tiempo que pasa frente a la pantalla, use gotas para los ojos y cierre los ojos durante 20 segundos cada 20 minutos para permitir que se relajen.

2. A plena luz del sol, use gafas de sol con 100% de protección UV. Mantén un par en tu bolso en todo momento.

3. Evite fumar porque es perjudicial para los ojos.

Consuma una dieta bien equilibrada rica en verduras y frutas frescas, grasas "buenas" y cereales integrales.

5. Haga ejercicio diariamente para ayudar a mantener un IMC saludable, lo que ayuda en la prevención de enfermedades cardíacas y diabetes.

6. Programe controles oculares frecuentes con un oftalmólogo que pueda detectar los primeros signos de cualquier dolencia o enfermedad ocular.

7. Trate de dormir de 7 a 9 horas por noche.

8. Mantenga una higiene adecuada y lávese las manos con frecuencia si se frota o entra en contacto con los ojos para evitar infecciones.

9. Utilice iluminación de alta calidad, como LED que se parezcan a la luz natural, para mantener sus ojos cómodos.

10. Realice unos minutos de ejercicios oculares de yoga, fáciles pero intensos, todos los días.

Consejos para reducir la fatiga visual

Como ya se ha dicho, pasar demasiado tiempo frente a los ordenadores es la principal causa de fatiga visual. El mejor consejo que podemos darte es que pases el mayor tiempo posible fuera y lejos de tu teléfono. Pero sabemos que esto no siempre es posible, por lo que te sugerimos que te des un poco de espacio. No hace falta mucho: de vez en cuando aparta la vista, mira por la ventana y date un respiro.

En definitiva, aunque tengas que pensar en otra cosa, cuídate.

Como se dijo anteriormente, la razón principal por la que las personas tienen los ojos cansados y su visión empeora es porque usan demasiado sus teléfonos y computadoras.

En particular, no hay límite para el número de personas cuya vista ha empeorado repentinamente después de cambiar de un teléfono móvil normal a un teléfono inteligente.

El otro día, una mujer de 24 años que había leído mi libro Eye Yoga me envió una carta que me hizo sentir bien. La mujer dijo que su vista nunca había sido mala, incluso cuando era joven, y que siempre obtenía una A, que es la mejor puntuación en un examen de la vista.

Pero cuando fue a la universidad y adquirió un teléfono inteligente en lugar de un teléfono plegable, comenzó a usar aplicaciones de comunicación (como LINE) y juegos, y la cantidad de tiempo que pasaba mirando su teléfono creció rápidamente hasta el punto en que se enganchó a él. .

Aunque debería haber podido ver bien, pronto tuve problemas para ver las cosas a lo lejos.

Cuando miro a mi alrededor, veo que todos mis amigos tienen mala vista y usan anteojos o lentes de contacto. Pensó que si seguía haciendo esto su vista sólo empeoraría, así que decidió buscar algo que fuera bueno para sus ojos.

Cuando encontró el yoga ocular, lo probó de inmediato. Sus ojos borrosos se aclararon de inmediato y pudo ver cosas que antes eran difíciles de ver. Una de las razones por las que se recomienda el yoga ocular es porque funciona de inmediato.

Intente hacer el yoga ocular del que hablamos a esta hora todos los días. No sólo tus ojos se sentirán mejor, sino que también tu cuerpo y tu mente se sentirán mejor.

Los 12 alimentos más saludables para tus ojos

Consuma los mejores alimentos saludables para sus ojos para mantener su visión en buena forma.

Ya sabemos que nuestros cuerpos funcionan mejor cuando consumen alimentos integrales y abundantes. Esto también es cierto cuando se trata de determinadas partes del cuerpo. Tus ojos son un buen ejemplo.

Si comes más de los mejores alimentos para la salud ocular, les darás a tus ojos lo que necesitan. En otras palabras, si quieres asegurarte de poder ver bien por el resto de tu vida, debes comer cosas que sean buenas para tus ojos. ¿Cuáles son entonces? Deberíamos averiguarlo.

Aquí hay 12 alimentos que son buenos para la vista, ya sea que tenga antecedentes de problemas de visión en su familia o esté tratando de evitar la fatiga visual todos los días.

El brócoli es una verdura.

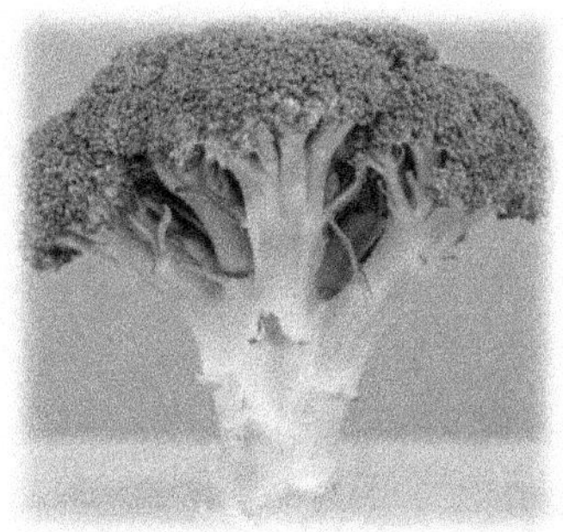

Un estudio respaldado por la Asociación Estadounidense de Optometría encontró que una sustancia del brócoli llamada indol-3-carbinol puede ayudar a eliminar las toxinas de la retina. Esto reduce las posibilidades de sufrir degeneración macular relacionada con la edad, que es una de las principales razones por las que las personas mayores pierden la vista. El brócoli también tiene luteína y zeaxantina, que también

son buenas para los ojos porque los protegen.
Pero tenga en cuenta que este estudio dice que
tendría que comer mucho brócoli para protegerse
realmente de la DMAE.

El salmón es un pescado.

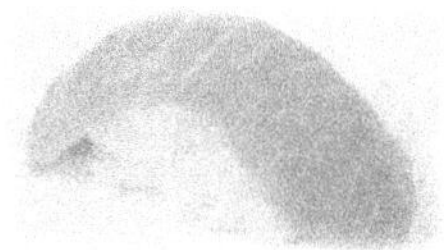

Para mantener sus ojos sanos, debe asegurarse de que reciban suficiente agua. Algunos de los mejores alimentos para una buena vista pueden ayudarle mucho. Los ácidos grasos omega-3 se encuentran, por ejemplo, en el salmón. Esto hace que sea menos probable que tenga sequedad en los ojos, que es una afección dolorosa que se vuelve más común a medida que envejece.

Si eres mujer, es más importante para tus ojos comer pescado y otros alimentos con omega-3. Las personas que nacieron mujeres tienen el doble de probabilidades de tener ojos secos.

Zanahorias

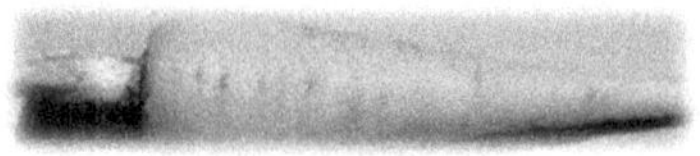

Probablemente hayas escuchado esto antes: las zanahorias son una de las mejores cosas para la vista. En primer lugar, tienen mucho betacaroteno, que es un antioxidante que el cuerpo utiliza para producir vitamina A. La vitamina A ayuda a ver de noche y evita que los ojos se vuelvan demasiado miopes, lo que se llama miopía. Toma el refrigerio favorito de Bugs Bunny si quieres evitar la necesidad de corregir la visión o mantener tu prescripción actual de lentes de contacto o anteojos el mayor tiempo posible.

Además, las zanahorias tienen otro antioxidante llamado luteína. Este puede hacer que sea menos probable que contraiga AMD.

Granos de girasol

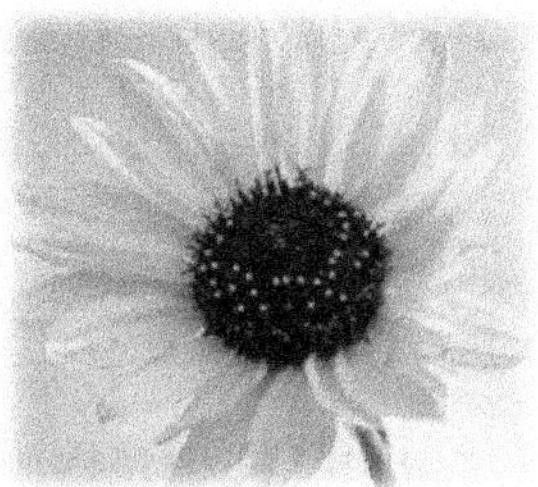

Sí, debes mantener el sol alejado de tus ojos. Pero
no os dejéis engañar por el nombre. Aquí no hay
necesidad de seguridad. Una de las mejores cosas
para la vista son las semillas de girasol. Tienen
mucha vitamina E, que es un antioxidante que
salva nuestros ojos del daño causado por los
radicales libres. La vitamina E también protege los
ojos de los dañinos rayos ultravioleta del sol, lo
que reduce el riesgo de sufrir cataratas.

Una cosa importante que debe recordar es que su
cuerpo puede producir algunas vitaminas, pero no
puede producir vitamina E por sí solo. La vitamina
E debe obtenerse de los alimentos o de las
pastillas.

kiwi

¿Quieres otra forma de protegerte de los posibles daños solares? El kiwi puede ayudar. Esta fruta peluda está en nuestra lista de los mejores alimentos para unos ojos sanos porque tiene luteína, la vitamina que combate la DMAE, y zeaxantina, que ayuda a los ojos a filtrar la luz.

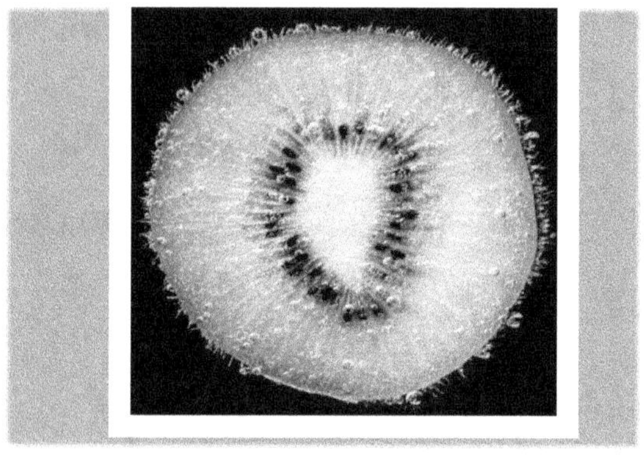

Las ostras de mariscos

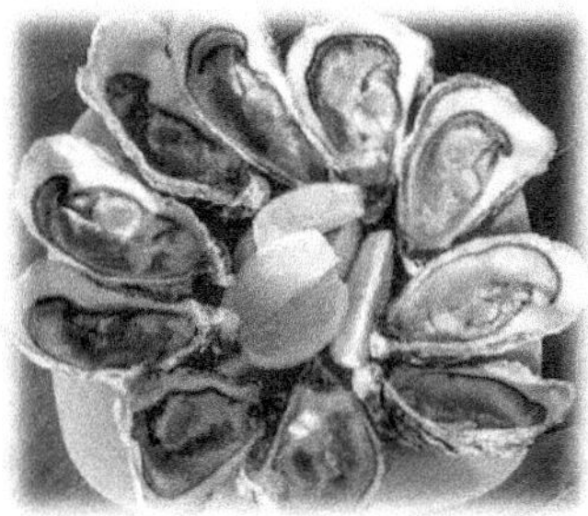

Es posible que algunas de las otras cosas que son buenas para la salud ocular no hayan sido una gran sorpresa, pero ésta sí. Aun así, vale la pena empezar a descascararlo. Las ostras no sólo tienen ácidos grasos omega-3, sino que también tienen mucho hierro. Esto le brinda un nutriente poderoso que puede ayudarlo a combatir la DMAE.

Espinaca

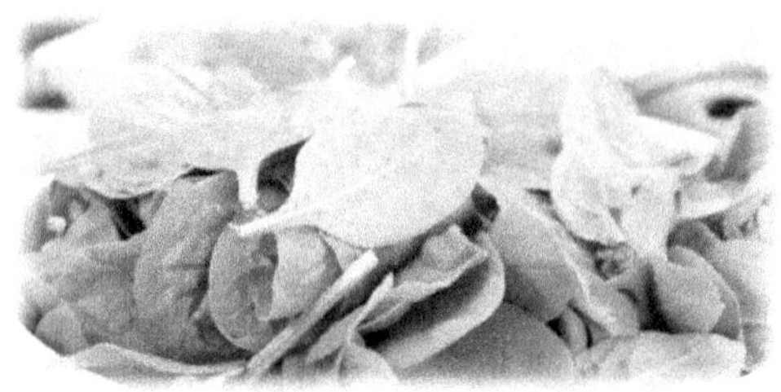

Piensa como Popeye y consume tus espinacas. Esta hoja verde es uno de los mejores alimentos para la salud de los ojos ya que contiene una amplia variedad de elementos esenciales. Como mencioné, la luteína es esencial para una buena salud ocular y aquí está presente en altas concentraciones. La zeaxantina también se puede encontrar en las espinacas.

El cuerpo absorbe mejor los antioxidantes cuando se comen con grasas. Los mejores alimentos para la vista se pueden incorporar fácilmente a cualquier comida incluyendo una pequeña ensalada de espinacas aliñada con aceite de oliva, que también contiene omega-9 y una pequeña cantidad de omega-3.

Huevos

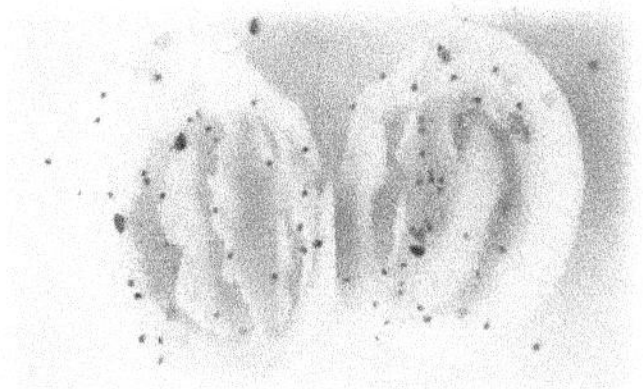

Los huevos proporcionan todos los nutrientes
necesarios para unos ojos sanos, incluidos los
antioxidantes luteína y zeaxantina, así como zinc y
vitamina A. De hecho, un estudio de 2019
encontró que comer huevos de forma regular
(entre dos y cuatro huevos por semana) reduce en
gran medida la posibilidad de desarrollar DMAE.
Los huevos son una opción conveniente si buscas
comer alimentos que apoyen la salud de tus ojos.

Almendras

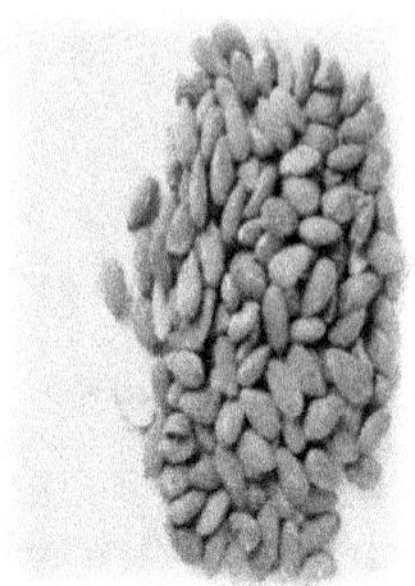

La vitamina E, un antioxidante que puede ayudar a prevenir la degeneración macular y las cataratas, es abundante en las almendras y otros frutos secos. Una vez más, se trata de una vitamina que el cuerpo simplemente no produce.

Además, si tienes poco tiempo, este es uno de los mejores alimentos para mejorar la salud de tus ojos. Un puñado de almendras se puede comer sobre la marcha sin necesidad de quemador ni tabla de cortar.

Yogur

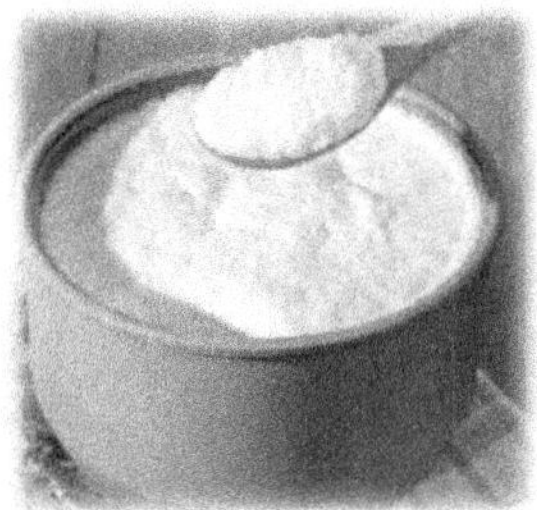

La vitamina A y el zinc, dos elementos que ya he
mencionado como esenciales para la salud ocular,
se pueden encontrar en los productos lácteos. Sin
embargo, los productos lácteos cultivados son la
mejor opción si intentas mejorar tu vista a través
de lo que comes. ¿Por qué? Porque los probióticos
se pueden encontrar en el yogur. Cada vez más
investigaciones sugieren que estas bacterias
beneficiosas podrían aliviar una amplia gama de
molestias oculares, desde la conjuntivitis alérgica
hasta el ojo seco.

naranjas

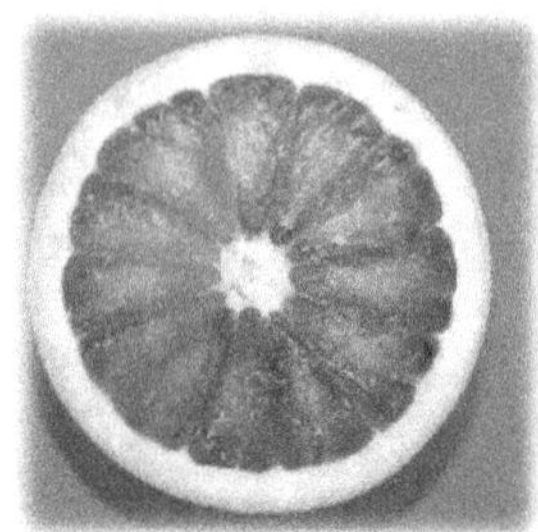

Ya he explicado cómo y por qué el betacaroteno contribuye a la vitamina A y por qué es importante para mantener unos ojos sanos. Lo que no mencioné, sin embargo, es que los alimentos que contienen betacaroteno están fácilmente disponibles debido al color naranja que imparte el antioxidante. Las naranjas, que se sabe que contienen una cantidad considerable de este nutriente, se incluyen aquí ya que se encuentran entre los mejores alimentos para mejorar la salud ocular.

Además, las naranjas son una buena fuente de vitamina C, como sin duda ya sabes. Y eso puede ayudar a su cuerpo a combatir por completo la degeneración macular relacionada con la edad, las cataratas y la pérdida de la visión.

fresas

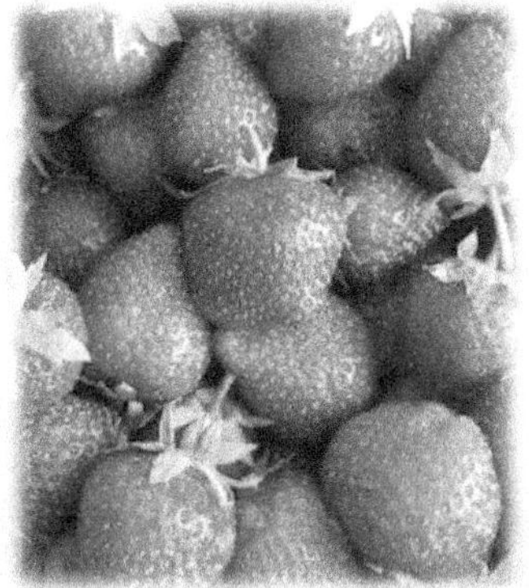

Aunque las naranjas reciben más prensa, las fresas realmente tienen niveles más altos de vitamina C. Estas bayas deberían incluirse en nuestra lista de los mejores alimentos para la salud ocular debido a la vitamina C que contienen, que proporciona un doblete contra la degeneración macular. , cataratas y pérdida general de la visión.

¿Qué son las almohadas para los ojos para yoga?

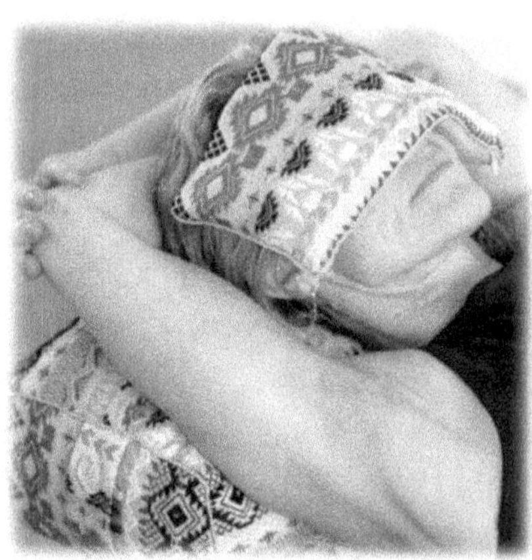

Las almohadas pequeñas y pesadas que puedes poner sobre tus ojos se llaman almohadas para ojos de yoga. Son pequeños y rectangulares, y se puede usar una almohada para cubrir ambos ojos.

Hay muchos colores y diseños diferentes de almohadas para los ojos para yoga, pero la tela debe ser suave. Así, cuando te pongas la almohada sobre los ojos, te sentirás a gusto.

Incluso si no practicas yoga con mucha frecuencia, siempre debes llevar una almohada contigo. Por lo tanto, puedes obtener sus beneficios incluso si no practicas yoga.

Cómo funciona una almohada para los ojos

Los cubreojos de yoga bloquean la luz y ejercen un poco de presión sobre los ojos. La almohada también puede estimular el nervio vago, que es uno de los nervios que conecta los pulmones, el corazón y el sistema digestivo.

Cuando estimulas el nervio vago, se producen cambios en todo el cuerpo. Estos cambios pueden ayudarle a sentirse más tranquilo. Desde el cuello hasta la pelvis, el nervio vago controla muchos sistemas, por lo que puede ayudarle a sentirse tranquilo.

Bloquear la luz con una almohada para los ojos también puede ayudarle a relajarse y conciliar el sueño. Si tu habitación no está completamente a oscuras, la almohada puede oscurecerla más. Entonces le resultará más fácil conciliar el sueño.

Usos de una almohada para los ojos

Una almohada para ojos de yoga se puede utilizar en cualquier momento del día o de la semana. Por supuesto, es una excelente manera de finalizar una lección de yoga y relajarse. Durante savasana, puedes usar la almohada para ayudarte a permanecer en el momento y no mirar alrededor de la habitación. Sin embargo, no es necesario practicar yoga para usar una almohada de yoga para los ojos. También puedes utilizar uno por la noche para ayudarte a conciliar el sueño. La oscuridad adicional y la pequeña presión pueden hacer que te resulte más fácil conciliar el sueño, para que puedas dormir más.

Cuando te sientas preocupado o estresado, puedes utilizar la almohada. Puede aprovechar la activación del nervio vago recostándose y colocándose una almohada sobre los ojos.

Muchas cosas, como la respiración profunda y la meditación, pueden activar el nervio vago. Aunque la presión sobre tus ojos no es suficiente por sí sola, la almohada puede ayudarte a relajarte. Esto puede ayudarle a respirar profundamente y concentrarse.

Luego, puede ayudarle a sentirse mejor al equilibrar su estado de ánimo y sus sentimientos.

Intenta prestar atención a cada parte de tu cuerpo o relájate para aprovechar al máximo tu almohada para los ojos. No cuentes demasiado con tu almohada para sentirte tranquilo.

Beneficios de una almohada para ojos de yoga

Si desea utilizar una almohada para ojos de yoga, debe comprender cómo puede ayudarle. Aquí hay algunas formas excelentes en que una almohada para los ojos puede ayudarlo, ya sea que desee usarla al final de una lección de yoga o al final de un largo día.

Establecer reglas para la digestión.

La primera y probablemente más impactante forma en la que una almohada para ojos de yoga puede ayudarte es regulando tu digestión. Esto está relacionado con el nervio vago, que está vinculado al sistema intestinal. Cuando activa el nervio vago, puede facilitar que su cuerpo descomponga los alimentos.

Incluso podría ayudar con algunos problemas estomacales, pero debes hablar con tu médico sobre tu situación particular. Sin embargo, en general, la presión de la almohada puede ayudar a despertar el nervio vago y mejorar la digestión. Es posible que no notes un gran cambio y la palabra "cambio" tiene más de un significado. Pero una almohada para los ojos de yoga puede ayudar con los problemas digestivos junto con otros métodos. Podría ayudarte a digerir mejor las cosas que amas.

Reduce los latidos de tu corazón

Su frecuencia cardíaca también puede disminuir con la ayuda de una almohada para ojos de yoga. Nuevamente, esto tiene que ver con el nervio vago y una frecuencia cardíaca más lenta puede ayudar con muchas cosas. Puede usar la almohada para disminuir su ritmo cardíaco si normalmente tiene un ritmo cardíaco rápido o si su corazón late más rápido debido al estrés.

Cuando te quedas dormido, tu ritmo cardíaco también disminuye un poco. Esto te ayuda a ahorrar energía y relajarte por completo. Pero si no puede conciliar el sueño, es posible que necesite ayuda para reducir su ritmo cardíaco.

Aunque una almohada para ojos de yoga no puede reemplazar la atención médica, podría ayudar. Pero también existe la posibilidad de que reduzca demasiado su frecuencia cardíaca. Si ya tiene una frecuencia cardíaca inferior al promedio, es posible que no desee utilizar una almohada para ojos de yoga.

No dejes entrar la luz

Haz tu habitación lo más oscura posible si necesitas ayuda para dormir. Pero los compañeros de cuarto, los relojes y otras cosas que emiten luz pueden dificultar esa tarea. Puedes bloquear la luz con muchas cosas, como máscaras para los ojos o almohadas para los ojos.

Una almohada para ojos de yoga puede bloquear la luz y una pequeña presión puede ayudarte a cerrar los ojos. Entonces no tendrás que preocuparte tanto de que demasiada luz te dificulte dormir.

En su lugar, puedes disfrutar de la habitación oscura y de cómo la almohada para los ojos te hace sentir tranquilo. Ahora bien, si te mueves mucho mientras duermes, es posible que una almohada para los ojos no sea lo mejor para ti. Pero si no te mueves y duermes boca arriba, puede ser la respuesta perfecta.

cambia tu estado de ánimo

El nervio vago también llega al cerebro y, si puedes controlarlo, puedes cambiar cómo te sientes. Usar una almohada para los ojos puede ser útil si se siente estresado o preocupado. Ponerse la almohada sobre los ojos durante unos minutos puede hacer que se sienta mejor.

Al igual que los demás beneficios, una almohada para ojos de yoga no reemplaza la atención médica. Si tiene depresión o preocupación, quizás desee pensar en acudir a un terapeuta. Pero una almohada para los ojos puede ser una excelente manera de tratar pequeños cambios de humor en casa.

Es un buen motivo para tumbarse un rato. Tómate un descanso del trabajo o de las tareas domésticas y diviértete. Puedes utilizar la almohada cuando quieras para sentirte mejor.

Mantener el sistema nervioso bajo control

Usar una almohada para ojos de yoga también puede ayudar a mantener el sistema nervioso en equilibrio. Cuando estimulas el nervio vago, puede enviar mensajes por todo tu cuerpo que te harán sentir bien. No es necesario estar molesto ni tener problemas estomacales para utilizar la almohada.

La presión de la almohada puede afectar todo tu cuerpo, ya sea que la uses para yoga o cualquier otra cosa. La presión puede hacerte sentir bien, por lo que, aunque parezca extraño al principio, es posible que te guste usar la almohada. Aunque la almohada no trata ni repara enfermedades del sistema nervioso, debes probarla. Puede usarse además de la cirugía o los medicamentos habituales. Entonces podrás aprovechar al máximo los tratamientos que tienes.

Una última cosa

Las almohadas para los ojos de yoga son pequeñas almohadas que se colocan sobre los ojos, pero no es necesario usarlas durante una lección de yoga. Pueden ayudar a tu cerebro y a tu cuerpo de muchas maneras, por lo que deberías probar uno. Nunca se sabe cuándo lo necesitará.